Lina Montaño
Julia Andrade
Gloria Roncallo

MODELO BIOPSICOSOCIAL COMO ESTRATEGIA DE ABORDAJE INTERDISCIPLINAR

Lina Montaño
Julia Andrade
Gloria Roncallo

MODELO BIOPSICOSOCIAL COMO ESTRATEGIA DE ABORDAJE INTERDISCIPLINAR

EN ENFERMEDADES HUERFANAS

Editorial Académica Española

Imprint

Cover image: www.ingimage.com

Publisher:
Editorial Académica Española
is a trademark of
Dodo Books Indian Ocean Ltd. and OmniScriptum S.R.L publishing group

120 High Road, East Finchley, London, N2 9ED, United Kingdom
Str. Armeneasca 28/1, office 1, Chisinau MD-2012, Republic of Moldova, Europe
Printed at: see last page
ISBN: 978-613-9-46663-4

UNIVERSIDAD METROPOLITANA
BARRANQUILLA/ATLANTICO

AUTORES

Lina María Montaño Henao. Terapeuta Ocupacional, Especialista en aprendizaje escolar y sus dificultades, Magister en dificultades del aprendizaje. Correo:lmontanoh@unimetro.edu.co, https://orcid.org/0000-0002-0097-5882 Afiliación: Universidad Metropolitana País Colombia

Julia Andrade Orozco, Fisioterapeuta, Magister en seguridad y salud en el trabajo, Correo: jandradeo@unimetro.edu.co, https://orcid.org/0000-0002-3847-0554, Afiliación: Universidad Metropolitana País Colombia

Gloria Roncallo Duran, Nutricionista y Dietista, especialista en Docencia Universitaria y magister en seguridad alimentaria y nutricional groncallo@unimetro.edu.co, https://orcid.org/0000-003-3500-5279 Afiliación: Universidad Metropolitana País Colombia

Margarita Rosa Larios Solórzano, Fisioterapeuta, Especialista en gestión de proyecto, Candidata a magister en educación, Correo de contacto: margarita.larios@unimetro.edu.co, https://orcid.org/0000-0003-2860-7018 Afiliación: Universidad Metropolitana País Colombia

Yesenia Milena Manotas Guzmán, Fonoaudióloga, Magister en discapacidad, Magister en educación inclusiva e interculturalidad, Especialista en lúdica educativa y Rehabilitadora auditiva, Correo: yessenia.manotas@unimetro.edu.co, Orcid https://orcid.org/0000-0002-0576-0936 Afiliación: Universidad Metropolitana País Colombia

Karen Bolaño Diaz, Trabajadora Social, Especialista en docencia universitaria, Candidata a Magister en educación. Correo: kbolano@unimetro.edu.co, Orcid https://orcid.org/0009-0005-9587-3297 Afiliación: Universidad Metropolitana País Colombia

Miguel Alberto Montañez Romero, Psicologo, Magister en Psiconeuropsiquiatria y Rehabilitación, Candidato a doctor en Neurociencias Cognitiva Aplicada miguel.montanez@unimetro.edu.co, Correo: miguel.montanez@unimetro.edu.co, Orcid https://orcid.org/0000-0002-4534-4515 Afiliación: Universidad Metropolitana País Colombia

RESUMEN

Las enfermedades huérfanas, también conocidas como enfermedades raras, son afecciones médicas que suelen ser crónicas, debilitantes y, en muchos casos, carecen de tratamientos específicos debido a su baja prevalencia, las cuales afectan a un número muy limitado de personas en comparación con la población general. El objetivo del presente estudio fue analizar cuáles son los procesos de rehabilitación, intervención y modelos biopsicosociales que mayor aplicabilidad tiene en las personas que sufren enfermedades huérfanas. Para esto se realizará a través de una metodología basada en una revisión documental de tipología cualitativa-descriptiva. Se utilizó el método PRISMA para la recolección de las revisiones sistemáticas. Dentro de los resultados se logró reconocer las diferentes afectaciones de las enfermedades huérfanas, permitiendo el abordaje interprofesional y los beneficios en la atención y rehabilitación, para mejorar la calidad de vida de los pacientes. Como conclusiones se tiene que la información recopilada se convierte en un recurso valioso para profesionales de la salud, investigadores y aquellos involucrados en la toma de decisiones relacionadas con la atención médica en las enfermedades raras. Al comprender a fondo las complejidades de estas enfermedades, se allana el camino para la creación de protocolos de tratamiento más eficaces y personalizados, mejorando así la calidad de vida de quienes enfrentan estas condiciones médicas desafiantes.

Palabras clave: Enfermedades Raras; Enfermedades Huérfanas; Rehabilitación; Discapacidad; Intervención; Modelo Biopsicosocial.

Rehabilitation analysis, intervention and biopsychosocial model of orphan diseases: a systematic review

ABSTRACT

Orphan diseases, also known as rare diseases, are medical conditions that are usually chronic, debilitating and, in many cases, lack specific treatments due to their low prevalence, affecting a very limited number of people compared to the general population. The aim of this study was to analyze which rehabilitation processes, intervention and biopsychosocial models have the greatest applicability in people suffering from orphan diseases. This will be done through a methodology based on a documentary review of qualitative-descriptive typology. The PRISMA method was used for the collection of systematic reviews. Among the results, it was possible to recognize the different affectations of orphan diseases, allowing the interprofessional approach and the benefits in care and rehabilitation, to improve the quality of life of patients. As conclusions, the information gathered becomes a valuable resource for health professionals, researchers and those involved in decision making related to medical care in rare diseases. By thoroughly understanding the complexities of these diseases, the way is paved for the creation of more effective and personalized treatment protocols, thus improving the quality of life for those facing these challenging medical conditions.

***Keywords*: Rare diseases; Orphan diseases; Rehabilitation; Disability; Intervention; Biopsychosocial model.**

TABLA DE CONTENIDO

INTRODUCCIÓN

Las enfermedades raras o huérfanas son aquellas que son detectadas en cada 5 de 10.000 personas (Mejía et al., 2018). Una de sus características es que aparecen a temprana edad, debido a enfermedades de origen genético y anomalías congénitas, sin embargo, es necesario mencionar que la prevalencia de estas es mayor en adultos que en niños, debido a la alta tasa de mortalidad de algunas de estas enfermedades en niños y la influencia de ciertas enfermedades, las cuales surgen en edades tardías. Viteri, et.al (2020), reconocen que estas enfermedades han estado en toda la historia, sin embargo, a finales del siglo XX, estas enfermedades genéticas y aquellas que presentan componentes genéticos han emergido como una significativa causa de morbilidad y mortalidad en el mundo occidental. Según el autor, este cambio en el panorama de la salud ha llevado a una mayor comprensión de la complejidad de las afecciones ligadas a la genética, marcando una transición hacia la identificación y el abordaje de enfermedades que tienen sus raíces en el material genético de los individuos.

No obstante, es fundamental destacar que la noción de enfermedades "raras" se introdujo por primera vez en Estados Unidos a mediados de la década de los 80. Este término se asoció simultáneamente con la noción de medicamentos "huérfanos", señalando la escasa investigación y producción en torno a estas enfermedades

(Hermoso, 2021). Esta falta de atención ha derivado en que aquellos que sufren estas patologías experimenten considerables dificultades para la resolución de sus problemas de salud.

Dentro de este contexto, se estima que alrededor de 4.000 de estas enfermedades carecen de un tratamiento curativo. (Hermoso, 2021) Esta situación es un desafío sustancial en el ámbito médico, ya que la falta de opciones terapéuticas deja a los pacientes afectados y a sus familias vulnerables, a menudo lidiando con condiciones de salud para las que la ciencia médica aún no ha encontrado respuestas concluyentes. (Posada, et. al 2008). Así, el concepto de enfermedades raras no solo se vincula a la rareza de su incidencia, sino también a las limitaciones en la investigación y desarrollo de tratamientos que permitan abordar de manera efectiva estas condiciones médicas poco comunes (Carrasco & Fernanda, 2020).

Las enfermedades huérfanas, en su mayoría, se caracterizan por ser crónicas y progresivas (Hermoso, 2021; Posada, 2008; Viteri et al., 2020), presentando algunas de ellas tasas significativas de mortalidad temprana (Viteri et al., 2020), mientras que otras pueden generar discapacidades motoras, sensoriales y cognitivas graves (Antonia & Nadal, 2018) incluso en un período corto. La diversidad de estas enfermedades, junto con su complejidad clínica y su baja frecuencia en la población, plantea desafíos sustanciales en diversos aspectos.

Además, el acceso limitado a pruebas diagnósticas y tratamientos representa otro obstáculo crucial. En muchos casos, la disponibilidad de recursos médicos específicos para estas enfermedades es escasa, lo que complica aún más la identificación temprana y el manejo adecuado, además, la falta de suficiente información científica disponible sobre estas enfermedades raras contribuye a la incertidumbre en cuanto a sus mecanismos subyacentes y opciones de tratamiento efectivas (Hirmas et al., 2013)

Estos desafíos no solo afectan a los pacientes, sino que también ejercen una presión significativa sobre los sistemas de salud, puesto que la necesidad de atención especializada y de alto costo para abordar estas enfermedades raras implica una carga económica considerable para los sistemas de salud, que deben adaptarse para proporcionar servicios específicos y recursos necesarios (Hirmas et al., 2013). Este panorama se ve agravado por las implicaciones emocionales y sociales que estas enfermedades conllevan para los pacientes y sus familias, quienes a menudo se enfrentan a la falta de apoyo y comprensión en la sociedad, así como a desafíos financieros adicionales asociados con los costos de tratamiento y cuidado a largo plazo.

Reconociendo su incidencia en apenas el 6-8% de la población mundial, las enfermedades raras presentan una serie de características que las distinguen de manera notable, contribuyendo a su complejidad tanto desde una perspectiva médica como social (Castañeda, 2023). Más allá de su baja prevalencia en términos numéricos, estas afecciones se caracterizan por desafíos significativos que afectan la vida de quienes las padecen (Castañeda, 2023)

La dificultad diagnóstica surge como un primer elemento distintivo (Tejada-Ortigosa et al., 2019). La rareza de sus manifestaciones y conocimiento generalizado sobre estas condiciones complican su identificación y contribuye a retrasos en el diagnóstico, afectando negativamente la implementación oportuna de tratamientos adecuados (Tejada-Ortigosa et al., 2019). Asimismo, la limitada disponibilidad de alternativas terapéuticas emerge como un segundo rasgo distintivo, puesto que carecen de tratamientos específicos, lo que no solo impacta la calidad de vida de los pacientes, sino que también aumenta la carga económica asociada con tratamientos especializados y costosos que a menudo resultan necesarios (Tejada-Ortigosa et al., 2019).

Adicionalmente, estas afecciones tienden a ser graves, crónicas y progresivas, presentando desafíos continuos para la salud de aquellos afectados. Las manifestaciones pueden hacerse presentes desde el nacimiento o la infancia, pero también pueden surgir en la etapa adulta, añadiendo una capa adicional de complejidad a su identificación y manejo. Es crucial destacar que la mayoría de las enfermedades raras tienen un componente genético, aunque no se puede descartar la influencia del entorno en su desarrollo. Esta interacción entre factores genéticos y ambientales agrega una dimensión de complejidad a estas condiciones, que son únicas en su variedad.

Un desafío significativo que enfrentan quienes viven con enfermedades raras es la falta generalizada de información y conocimiento sobre sus condiciones (Viteri et al., 2020). Esta brecha se manifiesta incluso en los niveles primarios de atención médica, complicando aún más el proceso de diagnóstico y exacerbando la incertidumbre que rodea a estas enfermedades. El estudio de esas enfermedades contribuye significativamente a lograr entender las características de estas para su intervención.

Abordar el análisis de las enfermedades huérfanas desde una perspectiva de rehabilitación e intervención basada en el modelo biopsicosocial reviste una importancia fundamental en la atención integral de los pacientes afectados. Entendiéndolo de otro modo, el objetivo de esta revisión es analizar los procesos de rehabilitación, intervención bajo el modelo biopsicosocial. Primero, se analizan los procesos de rehabilitación de los pacientes y su mejoramiento de la calidad de vida, y luego los métodos de intervención, que incluyen, tanto los clínicos como los no-clínicos, las necesidades específicas de cada persona. Asimismo, se analizan los factores que permiten una comprensión más a fondo de estas enfermedades, con el fin de facilitar estrategias para el desarrollo del paciente.

Razón por la cual se hace necesario realizar una revisión de las diferentes implicaciones biopsicosociales, que pueden afectar los procesos de rehabilitación, ya que esta se presenta como un componente esencial para mejorar la calidad de vida de los pacientes, debido a que busca maximizar su funcionalidad y autonomía a pesar de las limitaciones impuestas por la enfermedad. La intervención, por su parte, se focaliza en proporcionar tratamientos y apoyo adaptados a las necesidades específicas de cada individuo, considerando tanto los aspectos físicos como emocionales. El modelo biopsicosocial, permite una comprensión más completa de las enfermedades raras, facilitando estrategias de tratamiento más integrales y centradas en el paciente, que incluya la rehabilitación, fomentando su integración en la sociedad.

METODOLOGÍA

Para el desarrollo de esta investigación se ha establecido una metodología cualitativa-descriptiva (Sampieri et al., 2004). Esta metodología se presenta como una herramienta esencial en el análisis de los procesos de rehabilitación, intervención y modelos psicosociales asociados a las enfermedades huérfanas. permite capturar las complejidades y matices de las vivencias de los pacientes, así como las dinámicas sociales que influyen en su adaptación (Sampieri et al., 2004). Este enfoque investigativo permite una comprensión profunda y contextualizada de la información recopilada (Sampieri et al., 2004) de estudios de casos, información indexada referente a las enfermedades huérfanas, así como de los diversos factores que influyen en su proceso de rehabilitación y la efectividad de las intervenciones. En el contexto de las enfermedades huérfanas, donde la diversidad de casos y la escasez de información son notables (Llanos et al, 2020), esta metodología se vuelve fundamental para identificar patrones, desafíos y aspectos clave que puedan informar de manera significativa los enfoques de rehabilitación e intervención.

Por otra parte, en el proceso de obtención de información sobre la rehabilitación, intervención y modelos biopsicosociales en el contexto de las enfermedades huérfanas, se llevará a cabo una exhaustiva revisión documental, con datos relevantes provenientes de diversas fuentes, abarcando estudios, informes y documentos especializados, exploración de revistas científicas y el uso de metabuscadores especializados en información médica. Las bases de datos utilizadas para la recolección de la información son PubMed, Scopus, Web of Science, ScienceDirect, entre otras.

Asimismo, es crucial destacar que el enfoque temporal será limitado a los últimos cinco años, asegurando la inclusión de investigaciones y avances recientes en el ámbito de las enfermedades huérfanas. Además, se llevará a cabo la búsqueda de información en múltiples idiomas, como español e inglés, con el objetivo de abarcar una gama más amplia de conocimientos y perspectivas sobre el tema (Álvarez-Hernández et al., 2021).

Es importante destacar que los términos más recurrentes para la recolección de información abarcan una amplia gama de enfermedades, enfocándose particularmente en aquellas vinculadas al sistema nervioso, las afecciones de la sangre y los órganos hematopoyéticos, malformaciones congénitas, deformaciones y anomalías cromosómicas, enfermedades endocrinas, nutricionales y metabólicas, así como las relacionadas con el sistema osteomuscular y del tejido conectivo.

La amplitud de términos utilizados refleja la diversidad de enfermedades raras y, al mismo tiempo, la necesidad de comprender a fondo los distintos aspectos médicos y biopsicosociales asociados. Además, se enfatiza en la importancia de explorar no solo las enfermedades en sí, sino también el tipo de intervención aplicada, así como los modelos de adaptación biopsicosocial que se han desarrollado en el ámbito de la rehabilitación. Este enfoque integral permite abordar las complejidades de las enfermedades huérfanas desde distintas perspectivas, incluyendo tanto los aspectos clínicos como aquellos relacionados con la calidad de vida, la adaptación psicológica y las estrategias de intervención. La diversidad de términos y la inclusión de diversos ámbitos reflejan el compromiso de obtener una visión completa y precisa que enriquezca la comprensión de estas condiciones médicas poco comunes.

En términos metodológicos, la búsqueda se guía por el método PRISMA, siguiendo la versión actualizada del año 2020 (Farrús, 2023). El método PRISMA (Preferred Reporting Items for Systematic Reviews and Meta-Analyses) establece pautas rigurosas para la realización de revisiones sistemáticas, asegurando un proceso transparente y reproducible (Farrús, 2023). Con esta metodología, se busca no solo recopilar información de alta calidad, sino también ofrecer una síntesis precisa y completa de los avances más actuales en el ámbito de la rehabilitación, intervención y modelos biopsicosociales relacionados con las enfermedades huérfanas (Álvarez-Hernández et al., 2021; Farrús, 2023). Asimismo, para la estructuración de la información, se utiliza la herramienta ofimática Excel, la cual organiza y estructura sistemáticamente la información recopilada. La estructura seleccionada para este artículo es de nombre(s) del autor(es), año de publicación, título de la investigación, Objetivo, metodología y resultados.

En el proceso de selección de información para la revisión, se destaca la importancia de los criterios de inclusión y exclusión que guían la identificación y recopilación de datos relevantes (Sampieri et al., 2004). En términos de inclusión, se prioriza la información documental y científica disponible en español e inglés, con el objetivo de abarcar una variedad de perspectivas y estudios en diferentes idiomas en el ámbito médico. La búsqueda se centra en publicaciones en revistas indexadas, asegurando la calidad y validez de la información recopilada, así como publicaciones en páginas de internet de medios reconocidos en el sector médico, proporcionando así una perspectiva más amplia y actualizada sobre los temas de interés (Álvarez-Hernández et al., 2021; Sampieri et al., 2004)

Es importante resaltar que, en el proceso de búsqueda de información para este estudio, se radicó en la selección de palabras clave relevantes, que permitieran abordar de manera integral el tema de las enfermedades raras y la rehabilitación, especialmente desde la perspectiva del modelo biopsicosocial de intervención.

Las combinaciones de palabras clave seleccionadas para la investigación en español fueron las siguientes: "Enfermedades raras" AND "rehabilitación", "Avances", "Modelo biopsicosocial", "intervención.", "Integrando el modelo biopsicosocial en enfermedades huérfanas y rehabilitación.", "Rehabilitación" AND "enfermedades raras: Perspectivas desde el modelo biopsicosocial.", "Enfermedades huérfanas", "rehabilitación" AND "enfoque de intervención biopsicosocial.", y "Modelo biopsicosocial" AND "rehabilitación", "enfermedades raras". Cada una de estas combinaciones fue diseñada para capturar aspectos específicos y relevantes del tema, permitiendo así una exploración completa y detallada; e incluir perspectivas internacionales y enriquecer el análisis con investigaciones y enfoques científicos provenientes de diversas fuentes, "Integrating the biopsychosocial model in orphan diseases AND rehabilitation.", "Rehabilitation AND rare diseases: Perspectives from the biopsychosocial model.", "Orphan diseases, rehabilitation, AND the biopsychosocial intervention approach.", AND "Exploring the biopsychosocial model in the rehabilitation of rare diseases.".

En la fase inicial de este proceso investigativo, se realizó una revisión de la literatura científica, donde se seleccionaron 50 artículos relacionados con enfermedades raras y la rehabilitación. Este enfoque inicial fue esencial para abarcar una amplia gama de estudios y perspectivas en el campo. No obstante, al realizar un análisis minucioso, se identificó que, entre los 50 artículos iniciales, solo 20 destacaban por su significativa relevancia, hallazgos sustanciales y aportes pertinentes al marco conceptual de la investigación.

Estos 20 artículos, que emergieron como esenciales para la construcción de conocimiento, se han detallado y presentado de manera organizada en la Tabla 1

Tabla 1. Resultados de la búsqueda

Nombre del autor	Año de publicac ión	Título de la investigación	Objetivo	Metodología	Resultados

Mamaladze Mamaladze, T	2022	Evaluación y rehabilitación neuropsicológica en la esclerosis múltiple	Minimizar las dificultades emocionales, conductuales, cognitivas para minimizar los impactos en la vida diaria de las personas con eclerosis multiple, mejorando su entorno familiar, laboral y social.	La metodología empleada en este estudio se basa en una evaluación exhaustiva de la paciente, utilizando herramientas y técnicas de evaluación neuropsicológica. Se presenta una descripción detallada de la patología, la Esclerosis Múltiple, y se abordan los resultados más relevantes obtenidos durante la evaluación. La intervención propuesta contempla 48 sesiones a lo largo de 6 meses, cada una con una duración aproximada de 40 minutos.	La evaluación neuropsicológica revela que la paciente presenta dificultades notables en diversas áreas cognitivas, como atención, concentración y velocidad de procesamiento de la información. Se observan alteraciones en las funciones ejecutivas y memoria, así como una marcada fatigabilidad. Estos resultados fundamentan la necesidad de una intervención neuropsicológica específica(Mamaladze et al., 2022). El plan de intervención se ha diseñado con el objetivo de reducir estas dificultades emocionales, conductuales y cognitivas, además de minimizar los impactos en la vida diaria de la paciente. La estrategia de rehabilitación cognitiva propuesta se implementará a lo largo de seis meses, buscando no solo optimizar las habilidades conservadas de la paciente, sino también mejorar su calidad de vida y fomentar su

					autonomía en distintos contextos(Mamaladze et al., 2022).
Pérez Cerdán, G.	2023	Rehabilitación visual en personas con Esclerosis Múltiple	revisión bibliográfica para conocer la eficiencia de la rehabilitación en pacientes con Escleriosis Múltiple	Revisión sistemática de 16 artículos referentes.	En el proceso de rehabilitación de pacientes con Esclerosis Múltiple (EM), se ha observado una serie de beneficios significativos. En particular, la incorporación de videojuegos en la intervención ha demostrado mejorar la función cognitiva y psicológica de los pacientes con EM, evidenciando una efectividad similar a la observada en el grupo de control. Los resultados indican mejoras notables en la función motora, con pequeñas diferencias en la velocidad de la marcha y el tiempo de zancada tras la aplicación de la terapia de rehabilitación virtual(Máster en Rehabilitación Visual MEMORIA TRABAJO FIN DE MÁSTER TITULADO, s/f). La precisión y consistencia experimentaron mejoras notables, especialmente en condiciones

					combinadas(Máster en Rehabilitación Visual MEMORIA TRABAJO FIN DE MÁSTER TITULADO, s/f). Además, se ha señalado una mejora en el procesamiento de la información sensorial y motora, destacando un impacto positivo en las habilidades motoras y cognitivas. Los pacientes reportaron una reducción en la diplopía y una mejora en la calidad de vida, señalando así el valor terapéutico y motivador de esta modalidad de rehabilitación en el contexto de la Esclerosis Múltiple(Máster en Rehabilitación Visual MEMORIA TRABAJO FIN DE MÁSTER TITULADO, s/f).
Acosta Plascencia, K. M.	2021	Efectos de la rehabilitación neuropsicológica en un paciente con esclerosis múltiple	analizar el caso de la rehabilitación neuropsicológica en un paciente con esclerosis múltiple	Se realizaron evaluaciones tanto antes como después de la intervención para obtener una perspectiva completa de los efectos del programa. En la primera evaluación, se	A nivel neuropsicológico, se destacaron mejoras significativas en el factor primario de regulación y control, así como en los factores de retención audio-verbal(*20210416160802-2566-T,* s/f). En el ámbito psicológico, el análisis de la

				identificaron el defecto primario de la paciente, relacionado con los mecanismos de regulación y control, y las afectaciones secundarias en los analizadores de retención audio-verbal y visual, así como en la actividad intelectual	estructura de la actividad reveló un efecto positivo en cada eslabón, desde la orientación hasta la verificación. Estos hallazgos indican que la intervención tuvo un impacto positivo tanto a nivel cognitivo como psicológico(*20210416160802-2566-T*, s/f), resaltando la efectividad del programa en la mejora de los mecanismos de regulación y control, así como en la calidad de la actividad intelectual de la paciente con EM(*20210416160802-2566-T*, s/f).
Farioli, M. E., & Rueda, U. A.	2023	Efectos de la rehabilitación kinésica sobre aspectos musculoesqueléticos en pacientes adultos con hemofilia	Llevar a cabo un análisis exhaustivo de la literatura existente sobre los impactos de diversas intervenciones kinésicas utilizadas en el manejo de problemas musculoesqueléticos en individuos afectados por hemofilia.	La estrategia de búsqueda se llevó a cabo en las reconocidas bases de datos de PubMed, la Biblioteca Virtual en Salud (BVS) y el sistema SciELO. La selección de artículos se limitó a aquellos disponibles en texto completo, publicados entre los años 2010 y 2022, y redactados en	se evidenció una mejora significativa en el manejo del dolor articular. Además, se observaron mejoras en el rango de movimiento (ROM, por sus siglas en inglés), indicando beneficios en la movilidad y flexibilidad articular(*Inv. D-398 MFN 7614 tesis*, s/f). Asimismo, la frecuencia de sangrado articular (hemartrosis) resultó favorecida. Estos hallazgos subrayan la

				inglés o español. Tras un exhaustivo proceso de revisión y selección, se identificaron y consideraron nueve artículos para el análisis.	importancia y la eficacia potencial de las intervenciones kinésicas en el abordaje de las afecciones musculoesqueléticas en pacientes con hemofilia, proporcionando perspectivas clave para la mejora del tratamiento y la calidad de vida de estos individuos(*Inv. D-398 MFN 7614 tesis*, s/f).
González Coquel, S., Fortich González, R., Castillo Garrido, B., Laurie, J. C., Pinzón Consuegra, J., Aparicio Marenco, D. E., & Díaz Beltrán, G. R.	2023	Enfermedades huérfanas-raras, Fisiopatología y complicaciones de algunas que comprometen la salud y la calidad de vida y los procesos para la atención de los infantes que las padecen.	examinar la situación de las personas afectadas por Enfermedades Huérfanas (EH)	La metodología empleada en esta investigación es descriptiva y se basa en un enfoque cuantitativo. Se recopiló información a través de una revisión exhaustiva de la literatura científica, utilizando bases de datos como PubMed y la Biblioteca Virtual en Salud (BVS). Se consideraron datos de la Organización Mundial de la Salud (OMS) y estudios	La investigación revela que las EH afectan aproximadamente al 7% de la población mundial, representando alrededor de 500 millones de personas(FORMATO REGISTRO DOCUMENTO CONSOLIDADO PAT COLECTIVO, s/f). En Latinoamérica, estas enfermedades se encuentran entre las principales causas de mortalidad en niños menores de 1 año. A nivel mundial, se han identificado entre 6000 y 8000 enfermedades huérfanas, registrándose 2198 patologías en Colombia(FORMAT

				colaborativos latinoamericanos sobre malformaciones congénitas para proporcionar una visión integral de la situación de las EH.	O REGISTRO DOCUMENTO CONSOLIDADO PAT COLECTIVO, s/f). La falta de curas y tratamientos paliativos, sumado al alto costo de los tratamientos no cubiertos por el sistema de salud nacional, sitúa a los pacientes en condiciones de abandono social e institucional. La investigación resalta la urgencia de superar las barreras de acceso a los servicios de salud para estos pacientes, subrayando la importancia de abordar la desatención y el abandono institucional que enfrentan las personas con EH(FORMATO REGISTRO DOCUMENTO CONSOLIDADO PAT COLECTIVO, s/f).
Lagunas, M. C.	2022	Proceso de atención de enfermería ejecutado en un paciente con Síndrome de Guillain-Barré ingresado en una unidad de	comprender las necesidades concretas y potenciales de un hombre en la fase crítica del síndrome de Guillain-Barré mientras estaba	revisión bibliográfica en las principales bases de datos científicas, centrándose en el síndrome de Guillain-Barré y en los	la atención enfermera brindada al paciente con síndrome de Guillain-Barré durante su estancia en la unidad de cuidados intensivos (UCI) se enfocó en la gestión integral de los signos y síntomas tanto

		cuidados intensivos.	ingresado en una unidad de cuidados intensivos (UCI).	cuidados de enfermería destinados a pacientes ingresados en unidades de cuidados intensivos (UCI). La información recopilada se limitó a los últimos 10 años para garantizar la relevancia y actualidad de los datos.	clínicos como psicológicos(Trabajo Fin de Grado, s/f). Este enfoque no solo se centró en el paciente, sino que también involucró activamente a la familia en el proceso terapéutico(Trabajo Fin de Grado, s/f). La colaboración multidisciplinaria, especialmente liderada por el equipo de enfermería, resultó crucial para minimizar las complicaciones y secuelas asociadas al síndrome, logrando así mejorar la calidad de vida del paciente durante su periodo hospitalario(Trabajo Fin de Grado, s/f).
Camelo, L. R., Carpio, M. T., Camelo, L. R., & Carpio, M. T.	2023	Revisión Sistemática de la Efectividad de la Intervención Fisioterapéutica por Medio de la Telerehabilitacion en Usuarios con Deficiencia del Sistema Neuromuscular	Analizar la eficacia de la terapia física mediante el uso de la telerehabilitación en individuos con problemas en el sistema neuromuscular, empleando un enfoque de revisión sistemática.	Revisión sistemática cuantitativa. La población abordada en esta revisión se determina a partir de los diversos resultados encontrados en las fuentes de investigación seleccionadas, mientras que la muestra se compone de artículos científicos originales	Se observa que la realización de ejercicios en el hogar contribuye significativamente a fortalecer los músculos, mejorar la amplitud del movimiento y obtener avances en habilidades motoras. La participación activa de los pacientes y sus familiares se destaca como un factor crucial en este proceso(Ramos

				derivados de estas investigaciones.	Camelo María Taborda Carpio, s/f).
Flores, N. Y. S.	2021	Rehabilitación neuropsicológica integral en adultos de mediana edad con enfermedad cerebrovascular isquémica.	Crear y ejecutar un programa completo de rehabilitación neuropsicológica con el objetivo de reducir o detener las consecuencias cognitivas derivadas de una enfermedad cerebrovascular isquémica en adultos de mediana edad.	Este estudio adopta un enfoque cuantitativo y prospectivo de tipo preexperimental y terapéutico. Se llevó a cabo mediante la medición de un único grupo en dos momentos distintos: antes y después de la intervención.	se observaron mejoras significativas en la orientación, lenguaje, cálculo mental, memoria verbal, funciones ejecutivas y velocidad de procesamiento. Aunque la atención no mostró cambios estadísticamente significativos, se conservó a nivel clínico. Además, la sintomatología depresiva disminuyó, situándose en niveles de leve, y los estados de ansiedad, inicialmente prominentes, mostraron mejoría funcional y clínica, especialmente en casos de depresión moderada al inicio(Yetlanezi Salazar Flores et al., s/f).
Carro Castiñeira, T.	2021	Impacto de los factores biopsicosociales en la calidad de vida de las personas diagnosticadas de fibromialgia.	analizar el impacto de los factores biopsicosociales en la calidad de vida (CV) de individuos diagnosticados con fibromialgia (FM)	Se empleó una metodología cualitativa basada en el enfoque fenomenológico. El estudio se llevó a cabo en la asociación AFFINOR, utilizando	Las participantes revelaron limitaciones significativas en áreas ocupacionales como actividades instrumentales de la vida diaria, trabajo, descanso y sueño, ocio, tiempo libre y participación

				encuestas ad hoc administradas a usuarias seleccionadas. Los resultados obtenidos se analizaron mediante el programa Atlas.TI	social(Vila Paz et al., s/f). La actividad sexual se identificó como particularmente afectada en este grupo. Variables como "afectación cognitiva", "grado de apoyo" y "situación económica" mostraron una relación directa con la autopercepción de síntomas, CV y desempeño ocupacional(Vila Paz et al., s/f).
Velarde García, M.	2023	Cuidados de enfermería en neonatos con displasia broncopulmonar en un hospital de Essalud	determinar la relación existente entre los cuidados de enfermería proporcionados a neonatos diagnosticados con displasia broncopulmonar en el hospital EsSalud Lima durante el año 2022	metodología descriptiva que se enfoca en describir la relación entre las variables seleccionadas. La investigación seguirá un método general inductivo-deductivo, combinado con el uso de métodos estadísticos para facilitar la representación de datos observados. Se empleará un diseño no experimental, transeccional, descriptivo y correlacional. La población.	Es esencial brindar cuidados de enfermería adecuados a los neonatos prematuros, ya que esto juega un papel fundamental en la reducción del impacto y posibles secuelas de la displasia broncopulmonar en su desarrollo futuro(UNIVERSIDAD INCA GARCILASO DE LA VEGA, s/f). La displasia broncopulmonar, una enfermedad que afecta específicamente a los prematuros, resalta la importancia crucial de la prevención y tratamiento oportuno, especialmente a través de cuidados especializados e

					individualizados(UNIVERSIDAD INCA GARCILASO DE LA VEGA, s/f).
Díaz Chamba, W. I., & Mena Noroña, D. A.	2023	Características demográficas, clínicas y manejo de pacientes pediátricos con diagnóstico de microtia atendidos en el servicio de Otorrinolaringología del Hospital Pediátrico Baca Ortiz.	analizar las características demográficas, clínicas y el manejo de pacientes pediátricos con diagnóstico de microtia atendidos en el servicio de Otorrinolaringología del Hospital Pediátrico Baca Ortiz.	estudio observacional y descriptivo de corte transversal con el análisis de variables cualitativas. La población de estudio incluyó a pacientes pediátricos con diagnóstico de microtia atendidos en el área de Otorrinolaringología del Hospital Pediátrico Baca Ortiz.	se destacó la afectación preferente del pabellón auricular derecho (57%)(Demográficas et al., s/f). La presencia de hipoacusia fue significativa, manifestándose en el 99,1% de los casos. Además, se identificó una asociación estadísticamente significativa entre la altitud geográfica y la presencia de microtia, con la región sierra del Ecuador concentrando el 94% de los casos, siendo Quito la ciudad más afectada con un 53,2%(Demográficas et al., s/f).
Buono, M. P.	2020	Tratamientos de fisioterapia en la Distonía Focal de la mano del músico. Revisión bibliográfica.	revisar la evidencia científica disponible sobre los tratamientos fisioterapéuticos para la Distonía Focal de Mano en músicos, con el objetivo de identificar la combinación más efectiva de	revisión bibliográfica en diversas bases de datos, entre las que se incluyen PUBMED, , DIALNET, ENFISPO y COCHRANE LIBRARY. El período de revisión abarcó desde el año 2015 hasta la fecha actual.	se ha identificado una amplia variedad de tratamientos fisioterapéuticos para la Distonía Focal de Mano en músicos, ninguno de ellos cuenta con evidencia sólida que demuestre su efectividad(-- et al., s/f). Los tratamientos que

			dichos tratamientos.		incorporan la combinación de varias técnicas y/o métodos parecen ser más efectivos que aquellos que aplican una técnica de forma aislada(-- et al., s/f).
Peron-Magnan, T.	2023	Rehabilitación de las distonías.	abordar las distonías, que forman parte de los movimientos anormales involuntarios, explorando sus diversas manifestaciones, etiologías y tratamientos de la Distonías	estudio es descriptivo y analítico, centrándose en las distonías y sus fenotipos según la clasificación internacional actual. Se revisan las circunstancias principales que rodean a las distonías y se exploran enfoques de rehabilitación específicos, con un énfasis particular en distonía cervical y calambre del escritor. La metodología abarca el análisis clínico, las técnicas de rehabilitación, la relación terapéutica y la colaboración	La aplicación de técnicas de estiramiento y fortalecimiento muscular ha demostrado ser beneficiosa para mejorar los síntomas de distonía en músicos. Estos ejercicios específicos se centran en la musculatura afectada, buscando mejorar la flexibilidad y fortaleza muscula(Huasasquiche et al., 2017)r. En el contexto de la distonía focal de mano en músicos, la implementación regular de rutinas de estiramiento y fortalecimiento ha mostrado resultados prometedores al contribuir a una mayor coordinación motora y aliviar las contracciones musculares involuntarias. Este

				interdisciplinaria como componentes fundamentales.	enfoque terapéutico no solo apunta a reducir los síntomas, sino también a mejorar la funcionalidad y el rendimiento en las actividades musicales, proporcionando a los músicos una mayor calidad de vida y bienestar en su práctica artística(Huasasquiche et al., 2017).
Neivis, T. H., Marianne, S. S., & Ada, M. F.	2021	La distonía y la atención terapéutica ocupacional.	analizar y comprender la relación existente entre la prevalencia de enfermedades neuromusculares y las condiciones socioeconómicas en una población específica	revisión exhaustiva de datos epidemiológicos, así como el análisis de indicadores socioeconómicos relevantes. Se realizará un muestreo representativo de la población, recopilando información demográfica y económica que permita establecer conexiones significativas.	Los resultados obtenidos hasta el momento indican una correlación significativa entre las condiciones socioeconómicas desfavorables y la prevalencia de enfermedades neuromusculares en la población estudiada. Se observa que aquellos sectores con recursos limitados enfrentan un mayor riesgo de desarrollar este tipo de enfermedades(Torriente Herrera et al., s/f).
Toro Ruiz, C. D.	2021	Evaluación e intervención neuropsicológica en un caso de degeneración corticobasal.	presentar el caso de una paciente de 60 años con degeneración corticobasal (DCB) que ha	evaluación neuropsicológica exhaustiva de la paciente, abordando aspectos cognitivos,	La evaluación neuropsicológica reveló un deterioro cognitivo moderado/grave, con predominio de afectaciones en

			experimentado una evolución de 5 años.	motores y emocionales. A partir de los resultados obtenidos, se propone un programa de rehabilitación neuropsicológica que consta de 24 sesiones distribuidas a lo largo de 12 semanas.	funciones ejecutivas, aprendizaje y memoria, praxias, habilidades visuoespaciales y visuoperceptivas, así como habilidades académicas(Del Toro et al., 2021a). A nivel motor, se observó una amplia afectación caracterizada por diversos síntomas, incluyendo temblores, distonías, mioclonías, rigidez, hipoquinesia, espasticidad y bradiquinesia. La valoración emocional señaló niveles elevados de depresión y ansiedad, junto con moderada apatía(Del Toro et al., 2021a).
Domski Chiriboga, A. M.	2020	Desarrollo de casos de nutrición comunitaria, ciclo de vida, enfermedad de Crohn y Síndrome de Down	aplicar y consolidar los conocimientos adquiridos a lo largo de la carrera de nutrición.	taller de integración de nutrición implica la aplicación de conocimientos en cuatro casos prácticos, cada uno enfocado en áreas específicas de la nutrición. Estos casos abarcan distintos contextos, como la comunidad, la salud pública, entornos hospitalarios	se logró aplicar de manera efectiva los conocimientos adquiridos, proporcionando una visión más clara sobre la aplicación práctica de la nutrición en diversos escenarios(María & Chiriboga, s/f). Los casos presentados permitieron abordar temas relevantes, como la relación entre la nutrición y la fisiopatología, la evaluación nutricional en diferentes contextos y la consejería

				para adultos y niños, y situaciones de consulta privada	nutricional adaptada a las necesidades específicas de cada caso(María & Chiriboga, s/f).
Hayduk, V. A., y Quintana , A.	2019	La intervención profesional del Trabajo Social en el proceso de rehabilitación de personas con Esclerosis Lateral Amiotrófica.	describir la intervención del Trabajo Social en el proceso de rehabilitación de personas con Esclerosis Lateral Amiotrófica (ELA). Se destaca la importancia de abordar esta temática, dada la escasez de exploración en el ámbito del Trabajo Social.	La metodología utilizada en el artículo se centra en la descripción detallada de las intervenciones de Trabajo Social con pacientes diagnosticados con ELA. Se incluyen relatos de experiencias de pacientes, como el caso de Juan, para ilustrar cómo la enfermedad afecta la vida diaria y la independencia. Además, se resalta la importancia del acompañamiento y cuidado por parte de los trabajadores sociales.	Los resultados de la investigación resaltan la importancia del acompañamiento, la interdisciplina y la capacitación constante del equipo de salud en la intervención de trabajadores sociales con pacientes diagnosticados con ELA(*Hayduk-94*, s/f). Se enfatiza la necesidad de políticas sanitarias integrales por parte del Estado para mejorar la calidad de vida y la inclusión social de las personas con ELA(*Hayduk-94*, s/f).
de Armas, Á. U. L., Acosta, M. N., & Moinelo, M. C.	2021	Estrategia de intervención para la rehabilitación de la memoria en adultos con esclerosis	analizar el impacto de las estrategias de rehabilitación en pacientes con lesiones medulares.	enfoque cualitativo, realizando entrevistas en profundidad con individuos que han participado en	Las estrategias de rehabilitación que se analizan incluyen terapia física, ocupacional y del habla, así como programas de apoyo psicológico y

		lateral amiotrófica.		programas de rehabilitación, así como con profesionales de la salud especializados en lesiones medulares. Además, se lleva a cabo un análisis cuantitativo de los datos recopilados para identificar patrones y tendencias en la efectividad de diferentes estrategias de rehabilitación	social(breve Mini-Mental State inicial y final por el departamento de Neuropsicología, s/f). Se evalúa la efectividad de estas estrategias en la mejora de la movilidad, la independencia funcional y la calidad de vida de los pacientes con lesiones medulares(breve Mini-Mental State inicial y final por el departamento de Neuropsicología, s/f).
Shiguango Reyes, E. S.	2021	Fisioterapia respiratoria en pacientes con Distrofia Muscular de Duchenne	analizar la eficacia de la fisioterapia respiratoria en pacientes con distrofia muscular de Duchenne (DMD)	búsqueda exhaustiva de información en diversas bases de datos científicas, incluyendo Science Direct ELSEVIER, ProQuest, WorldWideScience, Dianet, Google Scholar y PubMed. Se recopilaron un total de 122 artículos científicos, los cuales fueron sometidos a un análisis detallado	Tras el análisis de la información recopilada, se concluyó que la fisioterapia, especialmente la rama respiratoria, resulta efectiva en la aplicación a pacientes con Distrofia Muscular de Duchenne (DMD)(Yartú Couceiro, s/f). Esta práctica se revela como un recurso valioso para mejorar la calidad de vida de los pacientes al retrasar la progresión de la enfermedad y promover una mayor funcionalidad en las actividades diarias(Yartú

Couceiro, s/f). La fisioterapia, mediante ejercicios y técnicas de respiración, se muestra fundamental para mejorar la funcionalidad pulmonar, dado que el sistema cardiorrespiratorio se ve afectado con el tiempo.

Fuente: elaboración propia.

Cada uno ofrece una contribución valiosa y específica a entender las interrelaciones entre enfermedades raras y rehabilitación, integrando el modelo biopsicosocial de intervención. Esta selección cuidadosa no solo asegura la calidad de la información recopilada, sino que también permite una focalización precisa en los aspectos más relevantes y significativos del tema de estudio.

No obstante, para garantizar la amplitud y la validez de la revisión, se reconoce la importancia de considerar la totalidad de los 50 artículos inicialmente seleccionados. Aunque algunos no alcanzaron la misma prominencia en términos de relevancia directa, cada investigación aportó perspectivas valiosas y datos complementarios que enriquecieron la comprensión global del fenómeno estudiado. Esta estrategia de aprovechar la diversidad de la literatura científica permite no solo sustentar de manera sólida las conclusiones, sino también ofrecer una visión integral y contextualizada de las interacciones entre enfermedades raras y rehabilitación.

Por otro lado, se establecen criterios de exclusión para mantener la integridad y confiabilidad de la información recopilada (Sampieri, 2004), puesto que se excluye la información no verificada, garantizando la fiabilidad de los datos incluidos en la revisión. Asimismo, se prescinde de información publicada en documentos no científicos, para mantener un enfoque riguroso y basado en evidencia científica. Se descartan páginas web no reconocidas por instituciones médicas. Estos criterios de inclusión y exclusión se aplican de manera meticulosa para asegurar la calidad y relevancia de la información recopilada en el proceso de revisión.

RESULTADOS

Intervención neuropsicológica

La rehabilitación neuropsicológica en la esclerosis múltiple (EM) implica procesos integrales que buscan abordar los desafíos cognitivos y funcionales asociados a esta enfermedad (Mamaladze, 2022). En el ámbito médico, la intervención se centra en estrategias para mitigar los síntomas cognitivos, tales como problemas de memoria, atención y procesamiento de información (Mamaladze, 2022). Se emplean técnicas y terapias específicas dirigidas por profesionales de la salud, como neuropsicólogos y fisioterapeutas, con el objetivo de optimizar la función cerebral y mejorar la calidad de vida de los pacientes con EM.

A nivel familiar y social, la rehabilitación neuropsicológica no se limita al individuo afectado (Mamaladze, 2022), sino que involucra a su red de apoyo. Las familias desempeñan un papel crucial al proporcionar un entorno de apoyo emocional y práctico, puesto que la comprensión de los desafíos cognitivos por parte de los familiares permite la implementación de estrategias adaptativas en la vida diaria. La participación de la familia en el proceso de rehabilitación contribuye a crear un ambiente propicio para el bienestar del paciente (Pizarro, 2013), además, se destaca la importancia de la intervención social en el proceso de rehabilitación neuropsicológica en la EM (Pizarro, 2013). Programas de apoyo comunitario, grupos de ayuda y servicios sociales contribuyen a la integración y participación de las personas afectadas en la sociedad (Pizarro, 2013). La concientización y comprensión sobre la esclerosis múltiple desempeñan un papel significativo en la creación de un entorno inclusivo y solidario para aquellos que viven con esta enfermedad.

Dentro del contexto de la rehabilitación neuropsicológica en la esclerosis múltiple (EM), se ha observado que los videojuegos se presentan como una innovadora y efectiva herramienta para mejorar tanto las funciones cognitivas como motoras (Bove et al., 2019; Kalb et al., 2020; Menascu et al., 2021; Pallavicini et al., 2018), así como el procesamiento de la información motora y sensorial. Estos juegos adaptativos pueden ser diseñados de manera específica para abordar desafíos particulares asociados a la EM, proporcionando una plataforma interactiva que abarca aspectos cognitivos y motores de manera integral (Bove et al., 2019).

Desde una perspectiva cognitiva, los videojuegos pueden ser dirigidos a áreas como la memoria, la atención y el procesamiento de información, brindando desafíos graduales y adaptativos (Kalb et al., 2020; Menascu et al., 2021). Este enfoque busca estimular las capacidades cognitivas afectadas por la enfermedad, como fomentar la plasticidad cerebral y facilitar la adaptación a los cambios neurodegenerativos (Pallavicini et al., 2018). En lo que respecta al ámbito motor, los videojuegos pueden utilizarse con el objetivo de mejorar la coordinación, el equilibrio y la destreza, contrarrestando los efectos de la disfunción motora vinculada a la EM (Forsyth et al., 2020; Pallavicini et al., 2018; Scaturro et al., 2021). La interactividad de los videojuegos ofrece oportunidades para la práctica controlada y repetitiva de movimientos específicos, lo que puede resultar beneficioso para mantener o mejorar la función motora.

En casos de diplopía, la incorporación de videojuegos diseñados específicamente puede ayudar a reducir este síntoma, puesto que los ejercicios visuales adaptativos presentes en los juegos contribuyen a la mejora de la visión y la coordinación ocular, generando un impacto positivo en la calidad de vida al mitigar los efectos de la diplopía (Fernández & Arcos, 2019; Pallavicini et al., 2018).

Dentro del marco de la rehabilitación neuropsicológica en la EM (Fernández &

Arcos, 2019) es crucial destacar que, se han observado mejoras significativas en el control y retención de información audio-verbal como resultado de las intervenciones terapéuticas, incluyendo el uso de videojuegos adaptativos (Fernández & Arcos, 2019). Estos juegos no solo ofrecen estímulos visuales, sino que también pueden incorporar elementos auditivos (Pallavicini et al., 2018), proporcionando una plataforma integral para abordar desafíos específicos asociados a la EM.

En el ámbito del desarrollo social, la rehabilitación neuropsicológica no solo se limita a los aspectos cognitivos y motores (Fernández & Arcos, 2019), sino que también tiene un impacto positivo en la orientación y la verificación de información en el entorno social (Rodríguez, B. 2019; Vila Paz et al., 2021). La participación en actividades basadas en videojuegos adaptativos puede facilitar la interacción social, mejorar las habilidades de comunicación y promover el trabajo en equipo, contribuyendo así a un desarrollo más completo en el nivel cognitivo y social de los individuos afectados por la EM. Esta integración de elementos audiovisuales en las intervenciones de rehabilitación no solo diversifica las experiencias terapéuticas, sino que también se adapta de manera específica a las necesidades y desafíos individuales de cada paciente con esclerosis múltiple (Fernández & Arcos, 2019)

Intervención Fisioterapéutica

En el contexto del tratamiento integral para pacientes con hemofilia, la intervención kinésica emerge como un componente esencial, proporcionando beneficios sustanciales tanto desde la perspectiva médica como biopsicosocial (Deniz et al., 2022; López-Casaus et al., 2021). Desde el ámbito médico, la rehabilitación kinésica contribuye significativamente al manejo del dolor articular en pacientes con hemofilia. A través de programas terapéuticos adaptados, se focaliza en fortalecer los músculos circundantes y mejorar la movilidad articular, reduciendo así la carga y presión en las articulaciones afectadas por sangrados recurrentes. La aplicación de técnicas específicas de fisioterapia, como ejercicios de fortalecimiento y elongación, contribuye a minimizar la intensidad del dolor y a optimizar la funcionalidad articular. (Del Toro et al., 2021)

Desde una perspectiva biopsicosocial, la rehabilitación kinésica impacta de manera integral en la vida de los pacientes con hemofilia. A nivel biológico, al disminuir notoriamente la frecuencia de sangrado, se logra preservar la integridad articular y minimizar la progresión de daños estructurales. No solo implica un alivio tangible del dolor, sino que también se traduce en una mejora sustancial en la calidad de vida de los individuos, permitiéndoles participar de manera más activa en diversas actividades cotidianas (Bruyneel, 2023).

El tratamiento kinésico en pacientes con hemofilia es uno de los ejemplos destacados, donde se describe que la fisioterapia no solo mejora la funcionalidad articular y reduce el dolor, sino que también impacta positivamente en la calidad de vida del paciente, permitiéndole una mayor participación en actividades diarias. (Deniz et al 2022).

Con respecto a la fisioterapia respiratoria juega un papel esencial en el cuidado de pacientes diagnosticados con Distrofia Muscular de Duchenne (DMD), una enfermedad neuromuscular que afecta los músculos respiratorios, generando complicaciones significativas en la función pulmonar, la importancia en diversos aspectos cruciales para la atención integral de estos pacientes. Cabe mencionar que, la DMD conlleva una progresiva debilidad muscular respiratoria, predisponiendo a la insuficiencia respiratoria. La fisioterapia respiratoria se focaliza en mantener la elasticidad pulmonar y mejorar la capacidad respiratoria, contribuyendo así a prevenir o retrasar la insuficiencia respiratoria, una de las principales complicaciones asociadas (Cammarata-Scalisi et al., 2008; Salas, 2014).

La fisioterapia respiratoria desempeña un papel preventivo fundamental, trabajando en la eliminación de secreciones bronquiales y en la realización de ejercicios respiratorios específicos. Estas intervenciones buscan mantener las vías respiratorias libres de obstrucciones y reducir la incidencia de infecciones respiratorias recurrentes. Un beneficio adicional radica en la mejora de la función de los músculos accesorios de la respiración, fortalecer estos músculos, facilitando una respiración más efectiva, prevención de deformidades torácicas para mantener la movilidad y elasticidad de la caja torácica, reduciendo la debilidad muscular (Demográficas et al., 2023; Jiménez-Jiménez et al., 2015; Lidia & Hernández, 2019; Peron-Magnan, 2023a).

Con respecto a la rehabilitación e intervención en pacientes con Distonía Focal representan una estrategia integral que va más allá de la mitigación de los síntomas motores, ofreciendo una serie de beneficios que impactan positivamente en la vida cotidiana y la calidad de vida de los individuos afectados. Uno de los aspectos fundamentales abordados es la mejora de la función motora. A través de programas adaptados de ejercicio y terapia física, se fortalecen los músculos afectados, se mejora la coordinación y se logra una mayor precisión en los movimientos, permitiendo una realización más eficaz de las tareas diarias.

Otro aspecto crucial es la reducción de la rigidez y la tensión muscular característica de la Distonía Focal. La fisioterapia y las intervenciones especializadas emplean estiramientos, técnicas de liberación miofascial y terapias manuales para aliviar la tensión en los tejidos musculares, mejorando la flexibilidad y facilitando una mayor libertad de movimiento (Álvarez-Hernández et al., 2021; Cammarata-Scalisi et al., 2008; Jiménez-Jiménez et al., 2015; Peron-Magnan, 2023b). Este enfoque contribuye no solo a aspectos físicos, sino que también tiene un impacto positivo en la calidad de vida general del paciente. La atención integral se extiende al ámbito emocional y psicológico, donde se trabaja en el desarrollo de estrategias de afrontamiento. Los profesionales de la rehabilitación colaboran con los pacientes para enfrentar los desafíos emocionales asociados con la Distonía Focal, fomentando la resiliencia y la adaptación a la condición. Además, la participación social se convierte en un objetivo, debido a que al mejorar la funcionalidad y reducir los síntomas motores, se facilita la integración en actividades sociales y recreativas, enriqueciendo la vida de los pacientes, además, la rehabilitación también desempeña un papel crucial en la prevención de complicaciones secundarias. La atención temprana y continua contribuye a gestionar adecuadamente la Distonía Focal, reduciendo el riesgo de contracturas musculares, deformidades articulares y otros problemas de salud que podrían surgir como consecuencia de la enfermedad (Jiménez-Jiménez et al., 2015; Peron-Magnan, 2023b, 2023a; Viteri et al., s/f).

Por otra parte, La aplicación sistemática y estructurada de técnicas de estiramiento y fortalecimiento muscular se posiciona como una estrategia integral y altamente beneficiosa para abordar de manera efectiva y mejorar los síntomas asociados a la distonía en músicos. Estos ejercicios especializados son diseñados con precisión para dirigirse específicamente a la musculatura afectada, con el objetivo principal de potenciar la flexibilidad y fortaleza en áreas musculares específicas (Cammarata-Scalisi et al., 2008; Peron-Magnan, 2023b).

En el contexto específico de la distonía focal de mano en músicos, la incorporación regular de rutinas dedicadas a estiramiento y fortalecimiento ha demostrado resultados sumamente alentadores. Este enfoque terapéutico se destaca como una herramienta eficaz, contribuyendo de manera significativa a la mejora de la coordinación motora y al alivio de las contracciones musculares involuntarias que caracterizan esta condición. La optimización de la flexibilidad y resistencia muscular, como objetivo principal de estas prácticas, no solo pretende atenuar los síntomas sino también busca maximizar la funcionalidad y rendimiento durante la ejecución de actividades musicales. Entre los beneficios concretos que se desprenden de estas prácticas, se encuentra la reducción de la rigidez muscular, lo que permite un rango de movimiento más amplio y fluido. Además, la fortaleza muscular mejorada contribuye a una mayor estabilidad y control durante la ejecución musical, facilitando la ejecución precisa de movimientos finos requeridos en la interpretación instrumenta (Jiménez-Jiménez et al., 2015; Viteri et al., 2020)

Asimismo, La terapia ocupacional, aplicada en el contexto de la distonía, emerge como un enfoque integral que busca proporcionar una variedad de beneficios tanto a nivel físico como emocional. Cabe mencionar que, esta forma de terapia se centra en mejorar la funcionalidad y la independencia en las actividades diarias de quienes padecen distonía, considerando las limitaciones y desafíos específicos que esta condición puede presentar. Desde una perspectiva física, la terapia ocupacional trabaja en la optimización de la coordinación motora y la fuerza muscular. Los profesionales en esta disciplina diseñan intervenciones personalizadas que buscan fortalecer los músculos afectados y mejorar la precisión en los movimientos, contribuyendo así a una mayor destreza y eficiencia en la ejecución de tareas cotidianas (Peron-Magnan, 2023a; Viteri et al., 2020).

En el ámbito psicosocial, el Fisioterapeuta desempeña un papel crucial al empoderar a los pacientes, los cuales pueden continuar con ejercicios prescritos en sus hogares, lo que mejora su independencia y promueve una integración de la rehabilitación en la vida diaria , El aprendizaje de técnicas de rehabilitación y la participación en su propio cuidado generan un sentido de control y autonomía, fortaleciendo la salud mental y emocional. Al mejorar la movilidad y funcionalidad, se fomenta la participación social, reduciendo el impacto psicosocial que la hemofilia puede tener en las relaciones interpersonales y la calidad de vida en general (Bruyneel, 2023; Peron-Magnan, 2023a).

Este enfoque psicosocial se refleja en cada aspecto del tratamiento fisioterapéutico, mostrando que la intervención no se limita al tratamiento físico, sino que abarca todo el entorno y las necesidades del paciente.

Intervención por terapia ocupacional

En el ámbito de la rehabilitación física, los terapeutas ocupacionales diseñan programas adaptados a las necesidades específicas de cada enfermedad huérfana. Esto puede incluir ejercicios y técnicas que buscan fortalecer la musculatura, mejorar la movilidad y prevenir la progresión de posibles complicaciones físicas. A través de terapias físicas y ocupacionales, se busca maximizar la funcionalidad física de los pacientes, permitiéndoles realizar actividades cotidianas con mayor independencia y autonomía.

En lo que respecta al desarrollo cognitivo y sensorial, los terapeutas ocupacionales implementan estrategias que estimulan y fortalecen las capacidades mentales y sensoriales de los pacientes con enfermedades huérfanas (Menascu et al., 2021; Pallavicini et al., 2018). Estos enfoques incluyen actividades diseñadas para mejorar la memoria, la atención, la coordinación y otras habilidades cognitivas esenciales. Además, se emplean técnicas sensoriales para optimizar la integración sensorial y mejorar la respuesta del paciente a estímulos del entorno.

Cabe destacar que la participación y el apoyo de los familiares son elementos fundamentales en este proceso integral. El trabajo con los familiares es fundamental para proporcionar estrategias de apoyo continuo en el entorno familiar (Lorenzo, 2018; Tejada-Ortigosa et al., 2019), facilitando la implementación de las recomendaciones terapéuticas en la vida diaria del paciente. La involucración de los familiares no solo contribuye al éxito de las intervenciones, sino que también fortalece el entorno de cuidado y apoyo emocional que es esencial para el bienestar global de los pacientes con enfermedades huérfanas (Lorenzo, 2018).

Por otra parte, con respecto al desarrollo fisiopatológico de enfermedades huérfanas, es fundamental destacar la complejidad y la falta de opciones terapéuticas disponibles para los pacientes afectados. La ausencia de curas definitivas y tratamientos paliativos efectivos, junto con el alto costo de las terapias no cubiertas por los sistemas de salud nacionales, crea una situación desafiante que conduce a menudo al abandono social e institucional de estos pacientes (Bravo et al., 2014; Lorenzo, 2018; Torriente et al., 2021; Waldo et al., 2021).

A pesar de estos desafíos, es importante reconocer el papel significativo que desempeñan la terapia ocupacional en el mantenimiento y mejora de la calidad de vida de las personas afectadas por enfermedades huérfanas. Estas se han convertido en un elemento clave para abordar las necesidades específicas de estos pacientes, proporcionando intervenciones personalizadas que contribuyen a mitigar los impactos negativos de la enfermedad.

En contraste con la falta de soluciones médicas definitivas, la terapia ocupacional ofrece un enfoque holístico que considera tanto las dimensiones físicas como las emocionales y cognitivas de la salud. Estas terapias buscan optimizar la funcionalidad diaria de los pacientes, promover la independencia en las actividades cotidianas y mejorar su bienestar psicosocial (Lorenzo, 2018; Rivera & Vaquero, 2022).

La movilización y la fisioterapia son aspectos clave que forman parte de la atención e implementación de técnicas de movilización temprana ayuda a prevenir la atrofia muscular y contribuye al mantenimiento de la movilidad articular. Los enfermeros trabajan en estrecha colaboración con fisioterapeutas para adaptar planes de movilización según la progresión del paciente, buscando preservar la funcionalidad física. (Rodríguez 2019).

Por otra parte, en el marco de la atención integral a pacientes con enfermedades huérfanas, la intervención de terapeutas ocupacionales desempeña un papel indispensable al abordar diversas dimensiones de la salud y el bienestar de los individuos afectados. Estos profesionales expertos en terapia ocupacional aplican estrategias personalizadas para mejorar la calidad de vida de los pacientes, enfocándose en la rehabilitación física y el desarrollo cognitivo y sensorial.

Además, la terapia ocupacional aborda las necesidades emocionales y psicológicas de los individuos con distonía. La adaptación a una condición crónica puede generar desafíos en el bienestar emocional, y los terapeutas ocupacionales trabajan en colaboración con los pacientes para desarrollar estrategias de afrontamiento efectivas. Esto no solo ayuda a reducir el impacto emocional negativo, como la ansiedad o la frustración, sino que también promueve la resiliencia y el ajuste positivo a la condición. Otro aspecto fundamental de la terapia ocupacional es su enfoque en la mejora de la calidad de vida global. Los terapeutas ocupacionales trabajan en la adaptación de entornos y rutinas para facilitar la participación en la vida diaria. Esto puede incluir recomendaciones para ajustes en el hogar, modificaciones en la forma de realizar ciertas actividades, y la introducción de herramientas o tecnologías que faciliten la autonomía y la inclusión social (Tejada-Ortigosa et al., 2019).

Intervención por Fonoaudiología

Los niños con enfermedades huérfanas a menudo presentan trastornos del habla y del lenguaje que pueden variar en severidad y manifestación. Estos trastornos están frecuentemente relacionados con mutaciones genéticas específicas que afectan tanto el desarrollo del lenguaje como otros aspectos cognitivos. La identificación temprana y la caracterización precisa de estos trastornos son cruciales para implementar intervenciones terapéuticas efectivas y mejorar la calidad de vida de los niños con una enfermedad huérfana.

El tratamiento fonoaudiológico en niños con enfermedades huérfanas es un área de investigación que busca mejorar las habilidades de comunicación en niños con condiciones raras y complejas. A continuación, se presentan los hallazgos clave de varios estudios sobre este tema teniendo en cuenta sus características clínicas, por ejemplo, en lo referente a la eficacia de Intervenciones Intensivas: Tanto el Programa de Dispraxia de Nuffield-3 (NDP-3) como el Tratamiento de Transiciones Rápidas de Sílabas (ReST) mostraron mejoras en la precisión de las palabras en niños con apraxia del habla infantil cuando se administraron de manera intensiva (Mongan, Murray y Liégeois, 2018). En cuanto a la Terapia de Habla y Lenguaje en Parálisis Cerebral: Las terapias de habla y lenguaje pueden mejorar las habilidades de comunicación en niños con parálisis cerebral, aunque la evidencia es limitada y se necesitan más estudios para confirmar su efectividad (Pennington, Goldbart, Marshall, 2004). Otro aspecto como la terapia para Disartria Infantil: No se encontraron ensayos controlados aleatorios que demuestren la efectividad de las intervenciones de terapia del habla y lenguaje para mejorar la inteligibilidad del habla en niños con disartria adquirida antes de los tres años (Pennington, Parker, y otros, 2016), en lo que tienen que ver con la intervenciones para Trastornos Primarios del Habla y Lenguaje: La terapia del habla y lenguaje es efectiva para niños con dificultades fonológicas y de vocabulario expresivo, pero la evidencia es menos clara para dificultades de sintaxis receptiva (Law, Garrett, Nye, 2003), en esta misma línea la terapia para Niños con Labio y/o Paladar Hendido: La terapia del habla y lenguaje puede mejorar la producción del habla en niños con labio fisurado y paladar hendido, aunque la evidencia es variable y se necesitan más estudios (Sand, Hagberg, Lohmander, 2022), sin embargo, se halló que en algunas ocasiones mejora notablemente de acuerdo a su frecuencia, por ultimo los sistemas de Terapia del Habla en Línea (Teleterapia): La opción de recibir terapia en línea o teleterapia pueden ser beneficiosos para los niños con trastornos en la comunicación como consecuencia de una enfermedad huérfana, especialmente en contextos donde hay escasez de fonoaudiólogos. (Attwell, Bennin, Tekinerdogan, 2022)

A partir de lo anterior, se llega a la conclusión que el tratamiento fonoaudiológico puede ser beneficioso para niños con diversas enfermedades huérfanas, aunque la evidencia varía según la condición específica y el tipo de intervención. Las terapias intensivas y proactivas muestran mayor avance y una esperanza en medio de la lucha por mejorar cada una de las condiciones específicas, pero se necesitan más estudios rigurosos para confirmar su efectividad y determinar las mejores prácticas.

Intervención por Enfermería

Por otra parte, los cuidados de enfermería son pilares fundamentales en el abordaje integral y la mejora a largo plazo de la displasia broncopulmonar (Lidia & Hernández, 2019) en neonatos, especialmente en aquellos nacidos prematuramente. La monitorización continua, al evaluar de manera constante parámetros vitales como la frecuencia respiratoria y la saturación de oxígeno, brinda la capacidad de detectar cualquier signo de deterioro respiratorio en sus fases iniciales, permitiendo intervenciones oportunas y efectivas. El soporte respiratorio, que implica la administración precisa de oxígeno y la gestión cuidadosa de la ventilación, se erige como un componente crucial para mantener niveles adecuados de saturación y favorecer una óptima función pulmonar, contribuyendo así a la estabilidad respiratoria de los neonatos afectados por la DBP (Lidia & Hernández, 2019). Además, los cuidados de enfermería se extienden más allá del neonato, abarcando un componente crucial de apoyo emocional para los padres. Proporcionar información clara y comprensible sobre la condición del bebé, junto con fomentar la participación de los padres en el cuidado diario, fortalece la adaptación familiar y contribuye al bienestar emocional general.

Intervención por Nutrición

La nutrición es fundamental en el mantenimiento de la salud y el bienestar humano. Su importancia se ve magnificada cuando se considera su vínculo directo con la prevención y el manejo de diversas enfermedades, incluidas las raras. Las enfermedades raras, caracterizadas por su baja prevalencia y a menudo por su complejidad clínica, presentan desafíos únicos para los pacientes y los profesionales de la salud. En este contexto, la nutrición se convierte en un componente esencial para mejorar la calidad de vida de aquellos afectados por estas enfermedades.

En el ámbito nutricional, los cuidados específicos buscan superar las dificultades asociadas a la fatiga respiratoria, implementando estrategias como la administración de alimentos en porciones más pequeñas y frecuentes. En casos más complejos, se recurre a la nutrición enteral, asegurando así que los neonatos reciban los nutrientes necesarios para su desarrollo. La fisioterapia respiratoria desempeña un papel crucial al incorporar técnicas como la percusión y la vibración, que no solo mejoran la expansión pulmonar, sino que también previenen complicaciones relacionadas con la acumulación de secreciones, favoreciendo así una respiración más eficiente (Rosa Güell et al., 2007).

La prevención de infecciones, mediante medidas rigurosas de control, es esencial para proteger a estos neonatos, que, por su condición, son más susceptibles a infecciones respiratorias. Las estrategias implementadas buscan salvaguardar su bienestar y prevenir complicaciones adicionales. La estimulación temprana y el cuidado centrado en el desarrollo se traducen en beneficios significativos, promoviendo el contacto piel a piel y creando entornos que favorecen el desarrollo sensorial, contribuyendo de manera positiva a la estabilidad cardiovascular y respiratoria (Rosa Güell et al., 2007).

Asimismo, cabe resaltar que la buena nutrición y el apoyo de los familiares desempeñan un papel fundamental en el desarrollo del bienestar de las personas afectadas por la enfermedad de Crohn. Una alimentación equilibrada y adaptada a las necesidades específicas de esta condición inflamatoria intestinal contribuye a mantener la salud y a gestionar los síntomas. La presencia de familiares comprometidos facilita la implementación de hábitos alimenticios adecuados, ofreciendo un respaldo emocional esencial, creando un entorno de comprensión y colaboración, ayudando a mitigar el impacto psicológico y emocional de la enfermedad (Lorenzo, 2018; Tejada-Ortigosa et al., 2019).

Intervención en casa o domiciliaria

Asimismo, la implementación de terapias en casa se ha convertido en un componente crucial para el mejoramiento de los músculos y el movimiento en personas con deficiencias del sistema. Este enfoque terapéutico, combinado con la rehabilitación en centros fisioterapéuticos (Fernández & Arcos, 2019; Menascu et al., 2021; Peron-Magnan, 2023), crea un programa integral que aborda las necesidades específicas de cada individuo. En los centros fisioterapéuticos, los profesionales diseñan planes de tratamiento personalizados basados en la evaluación exhaustiva de las capacidades y limitaciones del paciente. Los cuales incluyen ejercicios focalizados en fortalecer grupos musculares específicos, mejorar la movilidad articular y potenciar las habilidades motoras comprometidas. Los fisioterapeutas utilizan técnicas avanzadas y equipamiento especializado para optimizar los resultados de la rehabilitación (Mamaladze et al., 2022; Menascu et al., 2021).

En el ámbito domiciliario, los ejercicios prescritos durante las terapias en el centro se convierten en tareas diarias que el paciente realiza en casa. Estos ejercicios son seleccionados para abordar áreas específicas de debilidad o limitación funcional, y se adaptan según el progreso individual (Hermoso, 2021). La consistencia en la realización de estos ejercicios contribuye significativamente al fortalecimiento muscular y a la mejora de las habilidades motoras a lo largo del tiempo. Los beneficios de combinar la rehabilitación en centros fisioterapéuticos con terapias en casa son diversos (Antonia & Nadal, 2018; Hermoso, 2021). Ya que garantizan la correcta y adecuada aplicación de la técnica, la progresión segura de los ejercicios. Además, el entorno domiciliario ofrece la oportunidad de practicar las habilidades aprendidas en situaciones cotidianas, promoviendo una mayor transferencia de estas habilidades (Peron-Magnan, 2023a; Scaturro et al., 2021).

La flexibilidad y adaptabilidad de las terapias en casa también son aspectos clave. Los pacientes pueden incorporar las sesiones de rehabilitación en sus rutinas diarias, lo que facilita la integración de la rehabilitación en su estilo de vida. Esto no solo mejora la adherencia al tratamiento, sino que también fomenta una mayor autonomía y empoderamiento para el paciente en su proceso de recuperación. Por otra parte, La implementación de terapias en casa se ha convertido en un componente crucial para el mejoramiento de los músculos y el movimiento en personas con deficiencias del sistema. Este enfoque terapéutico, combinado con la rehabilitación en centros fisioterapéuticos, crea un programa integral que aborda las necesidades específicas de cada individuo (Cason, 2012; Forsyth et al., 2020; López-Casaus et al., 2021; Torriente et al., 2021). Estos planes suelen incluir una variedad de ejercicios focalizados en fortalecer grupos musculares específicos, mejorar la movilidad articular y potenciar las habilidades motoras comprometidas. Los fisioterapeutas utilizan técnicas avanzadas y equipamiento especializado para optimizar los resultados de la rehabilitación (Álvarez-Hernández et al., 2021; Deniz et al., 2022; Hermans & Dolan, 2020).

Los beneficios de combinar la rehabilitación en centros fisioterapéuticos con terapias en casa son diversos. La supervisión constante de los fisioterapeutas en los centros garantiza la corrección adecuada de la técnica y la progresión segura de los ejercicios (Álvarez-Hernández et al., 2021; Deniz et al., 2022). Además, el entorno domiciliario ofrece la oportunidad de practicar las habilidades aprendidas en situaciones cotidianas, promoviendo una mayor transferencia de estas habilidades al día a día del paciente. La flexibilidad y adaptabilidad de las terapias en casa también son aspectos clave. Los pacientes pueden incorporar las sesiones de rehabilitación en sus rutinas diarias, lo que facilita la integración de la rehabilitación en su estilo de vida. Esto no solo mejora la adherencia al tratamiento, sino que también fomenta una mayor autonomía y empoderamiento para el paciente en su proceso de recuperación (Deniz et al., 2022)

Intervención por Trabajo Social

Uno de los aspectos destacados es el apoyo emocional que el Trabajo Social proporciona tanto a los pacientes como a sus familias. La ELA puede generar tensiones emocionales significativas, y el trabajador social se convierte en un recurso clave para ayudar a las personas a enfrentar estos desafíos, ofreciendo orientación y apoyo en momentos difíciles, además, la intervención del Trabajo Social fortalece el papel de la familia en el proceso de rehabilitación. Proporciona herramientas y estrategias para afrontar los cambios en la dinámica familiar, fomenta la comunicación efectiva y promueve la resiliencia en el ámbito familiar (Pallavicini et al., 2018).

Por otra parte, la intervención del Trabajo Social en el proceso de rehabilitación de individuos afectados por la Esclerosis Lateral Amiotrófica (ELA) desempeña un papel esencial al abordar no solo los aspectos médicos, sino también las complejas dimensiones emocionales y sociales de la enfermedad. Los beneficios de contar con profesionales de Trabajo Social son diversos y abarcan desde facilitar el acceso a recursos y servicios prácticos hasta brindar apoyo emocional integral. La evaluación de la atención profesional se realiza de manera integral, considerando las necesidades físicas y psicosociales de cada paciente. La colaboración estrecha con otros profesionales de la salud garantiza una atención coordinada y adaptada, contribuyendo al bienestar general del individuo (Waldo et al., 2021).

Intervención por especialidades medicas

Asimismo, el manejo de pacientes pediátricos con diagnóstico de microtía en el servicio de Otorrinolaringología se caracteriza por un enfoque integral que aborda minuciosamente cada aspecto de la afección. La evaluación completa de cada paciente va más allá de la identificación de la microtía, considerando las posibles implicaciones en la audición y otras funciones relacionadas con la anatomía auricular. Este abordaje exhaustivo permite un diagnóstico preciso y la formulación de planes de tratamiento altamente personalizados, adaptados a las condiciones específicas de cada niño. La atención pediátrica en este contexto se distingue por una sensibilidad única hacia las necesidades emocionales y psicológicas tanto de los niños como de sus familias (Guillen de la Colina, 2018). El manejo de la microtia implica una comunicación efectiva con los padres, proporcionándoles información clara y estableciendo expectativas realistas sobre los procedimientos y tratamientos. Este enfoque colaborativo facilita la comprensión y la participación de la familia en el proceso de atención.

La ventaja de contar con un equipo multidisciplinario se revela como fundamental en el manejo de la microtia en niños. La colaboración estrecha entre otorrinolaringólogos, cirujanos plásticos, audiólogos y otros especialistas permite abordar de manera integral las diversas dimensiones de la afección. Desde la estética hasta la función auditiva, este enfoque holístico optimiza los resultados y asegura una atención completa y coordinada. El servicio de Otorrinolaringología no solo se destaca por su enfoque clínico avanzado, sino también por la incorporación de tecnologías de vanguardia que respaldan los procedimientos y tratamientos más actuales para la microtia. Técnicas quirúrgicas innovadoras, como la reconstrucción auricular, son parte integral de la oferta de tratamientos, buscando mejorar tanto la apariencia estética como la función auditiva de los pacientes (Demográficas et al., 2023).

La atención centrada en el paciente es una característica distintiva que permea todo el proceso de manejo de la microtia en el servicio de Otorrinolaringología pediátrica (Guillen, 2018). El personal médico y de enfermería se esfuerza por crear un ambiente cómodo y amigable específicamente diseñado para los niños, contribuyendo así a reducir la ansiedad y el estrés asociados con los procedimientos médicos. Esta atención integral no solo aborda las necesidades inmediatas de los pacientes, sino que también sienta las bases para mejoras sostenidas en su salud y calidad de vida a largo plazo (Demográficas et al., 2023; Guillen, 2018).

Otras condiciones especiales como la fibromialgia

Con respecto a la fibromialgia, una enfermedad de origen desconocido, que impacta significativamente la calidad de vida de quienes la sufren, ha llevado al desarrollo de intervenciones terapéuticas que se despliegan en diversas áreas para abordar los síntomas y mejorar la funcionalidad en diferentes aspectos de la vida cotidiana. La terapia ocupacional en pacientes con la fibromialgia juega un papel central en la atención a personas con fibromialgia, enfocándose en estrategias que respaldan el desempeño ocupacional, fomentan la autonomía personal y mejoran la calidad de vida. Este enfoque implica trabajar en actividades significativas para cada individuo, adaptando entornos y rutinas para optimizar la funcionalidad en las actividades diarias y laborales (Vila Paz et al., 2021).

El manejo del sueño se erige como una pieza clave en el abordaje de la fibromialgia. Estrategias como la higiene del sueño, técnicas de relajación y terapias cognitivo-conductuales se implementan para mejorar la calidad del sueño, reducir la fatiga y mitigar otros síntomas asociados, se convierte en un componente esencial de esta intervención. Además, la terapia recreativa se incorpora para fomentar actividades de ocio adaptadas a las capacidades y necesidades individuales, proporcionando no solo distracción y placer, sino también contribuyendo a la reducción del estrés y la mejora del estado de ánimo, aspectos cruciales en la gestión de la fibromialgia (Vila Paz et al., 2021).

Dada las características de esta enfermedad a generar aislamiento social, las intervenciones psicosociales se centran en fortalecer habilidades de comunicación, establecer límites y manejar el estrés en contextos sociales. Grupos de apoyo y redes de pacientes ofrecen un espacio valioso para compartir experiencias y recibir apoyo emocional (Pallavicini et al., 2018). Además de las intervenciones psicosociales, se recurre a tratamientos farmacológicos para manejar síntomas como el dolor y la fatiga. La combinación de tratamientos farmacológicos con enfoques no farmacológicos, como fisioterapia y ejercicios adaptativos, demuestra ser beneficiosa para mejorar la funcionalidad física y controlar el dolor en el contexto de la fibromialgia (Vila Paz et al., 2021).

Intervención centrada en las necesidades

Otro elemento fundamental es la atención centrada en las necesidades específicas de cada paciente. Los enfermeros adaptan la atención de acuerdo con la variabilidad en la presentación clínica del SGB (Carrasco & Fernanda, 2020; Rodríguez, 2019), respondiendo de manera individualizada a los desafíos y síntomas únicos de cada paciente. Esta personalización contribuye a un manejo más efectivo y a una experiencia de cuidado más positiva. El apoyo emocional es una característica distintiva en la atención de enfermería para pacientes con SG (Fernández & Arcos, 2019). Desempeñan un papel esencial en el apoyo emocional, explicar el curso de la enfermedad y fomentar una comunicación efectiva entre el paciente y el equipo médico (Huasasquiche et al., 2017; Mamaladze et al., 2022).

CONCLUSIONES

Las teorías y modelos biopsicosociales presentes en el documento analizado ofrecen importantes contribuciones al campo de la rehabilitación y la intervención en enfermedades huérfanas. Autores como Flores resaltan la relevancia de implementar programas de rehabilitación neuropsicológica integral para mitigar las secuelas cognitivas derivadas de enfermedades como la enfermedad cerebrovascular isquémica en adultos de mediana edad. Este enfoque prospectivo y cuantitativo demostró mejoras significativas en diversas áreas cognitivas y emocionales, subrayando la eficacia de intervenciones basadas en modelos biopsicosociales.

Además, la revisión sistemática llevada a cabo con rigor metodológico, siguiendo las directrices de Reporting Items for Systematic Reviews and Meta-Analyses (PRISMA), asegura la validez y confiabilidad de los resultados obtenidos. Esta metodología estructurada no solo facilita la recopilación de información de alta calidad, sino que también posibilita una síntesis precisa y completa de los avances en rehabilitación, intervención y modelos biopsicosociales relacionados con enfermedades huérfanas.

Asimismo, la diversidad de la literatura científica utilizada en la revisión contribuye a fundamentar de manera sólida las conclusiones y a ofrecer una visión integral y contextualizada de las interacciones entre enfermedades raras y rehabilitación. Al considerar múltiples perspectivas y enfoques, se enriquece la comprensión global de las enfermedades huérfanas y se promueve un abordaje más holístico en la atención a los pacientes.

En la exploración detallada de este artículo, se ha llevado a cabo un exhaustivo análisis de los procesos fundamentales relacionados con la rehabilitación y la intervención en el contexto de enfermedades huérfanas. Además, se ha abordado la aplicación del modelo biopsicosocial para comprender de manera integral la complejidad que estas condiciones presentan en la vida de quienes las padecen. Este enfoque holístico no solo arroja luz sobre los aspectos médicos de estas enfermedades, sino que también destaca la importancia de considerar los aspectos psicológicos y sociales en el diseño de estrategias de tratamiento efectivas.

En el transcurso de la investigación, se han identificado y explorado a fondo diversas enfermedades huérfanas, entre las cuales se destacan la esclerosis múltiple, el síndrome de Guillain-Barré y el reumatismo psoriásico. Profundizar en las características específicas de cada una de estas afecciones no solo enriquece nuestro entendimiento de su fisiopatología, sino que también permite una mejor apreciación de las necesidades individuales de los pacientes. Este conocimiento detallado sirve como piedra angular para el diseño de intervenciones personalizadas y la implementación de tratamientos que se ajusten de manera precisa a las particularidades de cada caso.

Al ampliar la visión sobre las enfermedades huérfanas, este artículo contribuye significativamente al campo científico y al desarrollo de información esencial para el diseño de estrategias terapéuticas más efectivas. La información recopilada se convierte en un recurso valioso para profesionales de la salud, investigadores y aquellos involucrados en la toma de decisiones relacionadas con la atención médica. Al comprender a fondo las complejidades de estas enfermedades, se allana el camino para la creación de protocolos de tratamiento más eficaces y personalizados, mejorando así la calidad de vida de quienes enfrentan estas condiciones médicas desafiantes.

REFERENCIAS

Álvarez-Hernández, D. A., García-Rodríguez-Arana, R., Ortiz-Hernández, A., Álvarez-Sánchez, M., Wu, M., Mejia, R., Martínez-Juárez, L. A., Montoya, A., Gallardo-Rincon, H., Vázquez-López, R., & Fernández-Presas, A. M. (2021). A systematic review of historical and current trends in Chagas disease. En Therapeutic Advances in Infectious Disease (Vol. 8). SAGE Publications Ltd. https://doi.org/10.1177/20499361211033715

Antonia, M., & Nadal, P. (2018). Los recursos del CCEE Pinyol Vermell (ASPACE) para la mejora de la comunicación de alumnos con Parálisis Cerebral Infantil o con Enfermedades Raras. Trabajo de final de grado. Universitat de les Illes Balears.

Bove, R. M., Rush, G., Zhao, C., Rowles, W., Garcha, P., Morrissey, J., ... & Anguera, J. (2019). A videogame-based digital therapeutic to improve processing speed in people with multiple sclerosis: a feasibility study. *Neurology and therapy*, *8*, 135-145. https://doi.org/10.6084/m9.figshare.7363955

Bravo, J., Chávez, V., Cid, D., Montecino, R., Toro, X., & Sepúlveda, R. (2014). Terapia ocupacional en inclusión laboral: Experiencias a nivel local. Revista Chilena de Terapia Ocupacional, 14(1), 111. https://doi.org/10.5354/0719-5346.2014.32396

Bruyneel, A.V. (2023). Evaluación de la propiocepción: pruebas de estatestesia y cinestesia en la práctica clínica. EMC - Kinesiterapia - Medicina Física, 44(1), 1–15. https://doi.org/10.1016/s1293-2965(22)47314-2

Cammarata-Scalisi, F., Camacho, N., Alvarado, J., & Lacruz-Rengel, M. A. (2008). Distrofia muscular de Duchenne, presentación clínica. Revista Chilena de Pediatria, 79(5), 495–501. https://doi.org/10.4067/S0370-41062008000500007

Carrasco, M., & Fernanda, M. (2020). Enfermedades Huérfanas Orphaned Diseases. https://doi.org/10.5281/zenodo.4263347

Cason, J. (2012). Telehealth opportunities in occupational therapy through the affordable care act. American Journal of Occupational Therapy, 66(2), 131–136. https://doi.org/10.5014/AJOT.2012.662001

Castañeda Guillot, C. (2023). Enfermedades raras en la infancia. Visión gastroenterológica. Revista Cubana de Pediatría, 95. https://orcid.org/0000-0001-0925-5211

Deniz, V., Guzel, N. A., Lobet, S., Antmen, A. B., Sasmaz, H. I., Kilci, A., Boyraz, O. C., Gunaştı, O., & Kurdak, S. S. (2022). Effects of a supervised therapeutic exercise program on musculoskeletal health and gait in patients with haemophilia: A pilot study. Haemophilia, 28(1), 166–175. https://doi.org/10.1111/HAE.14444

Farrús, M. (2023). Automatic Speech Recognition in L2 Learning: A Review Based on PRISMA Methodology. Languages, 8(4), 242. https://doi.org/10.3390/languages8040242

Fernández, M. J. N., & Arcos, D. P. R. (2019). Videojuegos con un enfoque binocular: una nueva tendencia para el tratamieno de la ambliopía. *Ciencia y Tecnología para la Salud Visual y Ocular*, *17*(1), 5. https://doi.org/10.19052/sv.vol17.iss1.6

Forsyth, A., Blamey, G., Lobet, S., & McLaughlin, P. (2020). Practical Guidance for Non-Specialist Physical Therapists Managing People with Hemophilia and Musculoskeletal Complications. Health, 12(02), 158–179. https://doi.org/10.4236/health.2020.122014

Guillen de la Colina, R. D. (2018). Correlación de microtia y el grado de hipoacusia en el paciente pediátrico y adolescente. Trabajo de grado especialidad de cirugía oral y maxilofacial. Universidad Autónoma de Nuevo Leon.

Hermans, C., & Dolan, G. (2020). Pharmacokinetics in routine haemophilia clinical practice: rationale and modalities—a practical review. Therapeutic Advances in

Hematology, 11. https://doi.org/10.1177/2040620720966888

Huasasquiche, M., Alonso, D., Morales Martínez, L., & Engels, M. (2017). DISTONIA CERVICAL: TRATAMIENTO FISIOTERAPEUTICO Trabajo de investigación Trabajo de Suficiencia Profesional Para optar por el Título Profesional. Inv. D-398 MFN 7614 tesis.

Hermoso, Á. L. (2021). Normativa europea sobre medicamentos huérfanos.

Hirmas Adauy, M., Poffald Angulo, L., Jasmen Sepúlveda, A. M., Aguilera Sanhueza, X., Delgado Becerra, I., & Vega Morales, J. (2013). Barreras y facilitadores de acceso a la atención de salud: una revisión sistemática cualitativa. Revista Panamericana de Salud Pública, 33, 223-229.

Jiménez-Jiménez, F. J., Alonso-Navarro, H., Piudo, M. R. L., & Hernández, J. A. B. (2015). Movement disorders (III): Chorea syndromes and dystonia. Medicine (Spain), 11(74), 4439–4453. https://doi.org/10.1016/j.med.2015.02.012

Kalb, R., Brown, T. R., Coote, S., Costello, K., Dalgas, U., Garmon, E., Giesser, B., Halper, J., Karpatkin, H., Keller, J., Ng, A. V., Pilutti, L. A., Rohrig, A., Van Asch, P., Zackowski, K., & Motl, R. W. (2020). Exercise and lifestyle physical activity recommendations for people with multiple sclerosis throughout the disease course. Multiple Sclerosis Journal, 26(12), 1459–1469. https://doi.org/10.1177/1352458520915629

Lidia, C., & Hernández, M. (2019). Eficacia del programa educativo sobre la prevención y control de infecciones intrahospitalarias en conocimientos y practicas para enfermeras de la unidad de cuidados intensivos neonatales del Hospital Nacional Sergio Bernales Comas julio 2014 - julio 2015. Universidad Nacional Hermilio Valdizán. http://repositorio.unheval.edu.pe/handle/20.500.13080/4412

Llanos, C., Pardo, J., & Romero, O. M. (2020). Retos para la inclusión social de pacientes con enfermedades huérfanas. Monografia como opción de grado. Programa de Psicología. Universidad Nacional Abierta y a Distancia UNAD

López-Casaus, A., Jiménez-Sánchez, C., Esteban-Repiso, L., Lafuente-Ureta, R., Cordova-Alegre, P., & Alfaro-Gervon, F. (2021). Hemophilia patient experience in a physical therapy-guided health education intervention: A mixed-method design. Healthcare (Switzerland), 9(12). https://doi.org/10.3390/healthcare9121728

Lorenzo Barbeito, L. (2018). Terapia ocupacional y práctica centrada en la familia: cambios y prioridades ocupacionales de las familias de niños con enfermedades raras. https://ruc.udc.es/dspace/handle/2183/20836

Mamaladze, T., (2022). Evaluación y rehabilitación neuropsicológica en la esclerosis múltiple. Trabajo Final de Máster de Neuropsicología. Universitat Oberta de Catalunya.
https://openaccess.uoc.edu/bitstream/10609/146646/2/tamamaladzeTFM0622memoria.pdf

María, A., & Chiriboga, D. (s/f). UNIVERSIDAD SAN FRANCISCO DE QUITO USFQ Colegio de Ciencias de la Salud HOJA DE CALIFICACIÓN DE TRABAJO DE INTEGRACION CURRICULAR Desarrollo de casos de nutrición comunitaria, ciclo de vida, enfermedad de Crohn y Síndrome de Down. http://bit.ly/COPETheses.

Mejia, C. R., Valladares-Garrido, M. J., Valladares-Garrido, D., & Bazán-Ruiz, S. (2018). Response to the possible identification bias of patients with rare or high-cost diseases. Salud Uninorte, 34(1), 248–250. https://doi.org/10.14482/sun.34.1.11205

Menascu, S., Aloni, R., Dolev, M., Magalashvili, D., Gutman, K., Dreyer-Alster, S., Tarpin-Bernard, F., Achiron, R., Harari, G., & Achiron, A. (2021). Targeted cognitive game training enhances cognitive performance in multiple sclerosis patients treated with interferon beta 1-a. Journal of NeuroEngineering and Rehabilitation, 18(1). https://doi.org/10.1186/s12984-021-00968-3

Pallavicini, F., Ferrari, A., & Mantovani, F. (2018). Video games for well-being: A systematic review on the application of computer games for cognitive and emotional training in the adult population. En Frontiers in Psychology (Vol. 9, Número NOV). Frontiers Media S.A. https://doi.org/10.3389/fpsyg.2018.02127

Peron-Magnan, T. (2023). Rehabilitación de las distonías. EMC - Kinesiterapia - Medicina Física, 44(2), 1–15. https://doi.org/10.1016/S1293-2965(23)47624-4

Pizarro Laborda, P., Santana López, A., & Vial Lavín, B. (2013). La participación de la familia y su vinculación en los procesos de aprendizaje de los niños y niñas en contextos escolares. *Diversitas: perspectivas en psicología*, *9*(2), 271-287.

Posada, M., Martín-Arribas, C., Ramírez, A., Villaverde, A., & Abaitua, I. (2008). Enfermedades raras: Concepto, epidemiología y situación actual en España. In *Anales del sistema sanitario de Navarra* (Vol. 31, pp. 9-20). Gobierno de Navarra. Departamento de Salud. https://doi.org/10.1111/hae.13393

Camelo, L. R., Carpio, M. T., Camelo, L. R., & Carpio, M. T. (2023) Revisión Sistemática de la Efectividad de la Intervención Fisioterapéutica por Medio de la Telerehabilitacion en Usuarios con Deficiencia del Sistema Neuromuscular. Trabajo de grado para titulo de fisioterapia. Universidad de Santander

Rivera, S. B., & Vaquero, M. T. (2022). Proceso de terapia ocupacional en el seguimiento de bebés prematuros/as de alto riesgo posterior a su internación en la UCIN en la provincia de Santa Fe. https://rid.ugr.edu.ar/handle/20.500.14125/493

Rodríguez, B. (2019). Actuación del personal de enfermería en pacientes con enfermedades raras. Tesis de pregrado. Programa de enfermería. Universidad de Valladolid. https://uvadoc.uva.es/handle/10324/36797

Rosa Güell, M., Avendano, M., Fraser, J., & Goldstein, R. (2007). Alteraciones pulmonares y no pulmonares en la distrofia muscular de Duchenne. Archivos de Bronconeumología, 43(10), 557–561. https://doi.org/10.1157/13110881

Salas, A. C. (2014). Distrofia muscular de Duchenne. Anales de Pediatria Continuada, 12(2), 47–54. https://doi.org/10.1016/S1696-2818(14)70168-4

Sampieri, H., Fernández Collado, R., & Baptista Lucio, C. (2004). Metodología De La Investigación.

Scaturro, D., Benedetti, M. G., Lomonaco, G., Tomasello, S., Giuseppina Farella, M. G., Frizziero, A., & Mauro, G. L. (2021). Effectiveness of rehabilitation on pain and function in people affected by hemophilia. Medicine (United States), 100(50), E27863. https://doi.org/10.1097/MD.0000000000027863

Tejada-Ortigosa, E. M., Flores-Rojas, K., Moreno-Quintana, L., Muñoz-Villanueva, M. C., Pérez-Navero, J. L., & Gil-Campos, M. (2019). Health and socio-educational needs of the families and children with rare metabolic diseases: Qualitative study in a tertiary hospital. Anales de Pediatria, 90(1), 42–50. https://doi.org/10.1016/j.anpedi.2018.03.003

Torriente Herrera, N., Marianne Sánchez Savigñón, I. I., & María Franco, A. I. (2021). La distonía y la atención terapéutica ocupacional Dystonia and occupational therapeutic.

Vila Paz, A., Sergio, E. D., Santos, D., & Riego, C. E. U. (2021). Impacto de los factores biopsicosociales en la calidad de vida de las personas diagnosticadas de fibromialgia. https://ruc.udc.es/dspace/handle/2183/29514

Viteri, J., Morales Carrasco, A., Jácome, M., Vaca, G., Tubón, I., Rodríguez, V., ... & Vinueza, D. (2020). Enfermedades huérfanas. Archivos Venezolanos de Farmacología y Terapéutica, 39(5), 627-634. https://doi.org/10.5281/zenodo.4263347

Waldo, T. O., San, E., & Bravo, J. (2021). Sistematización de intervenciones de Terapia Ocupacional en modalidad Telesalud durante pandemia. Una experiencia del Programa de Inclusión Socio Laboral en la Fundación Amigos de Jesús. Contexto, 7(7), 13–30. https://doi.org/10.5281/ZENODO.5711698

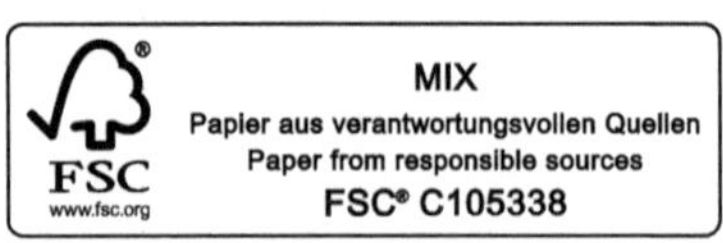

Printed by Books on Demand GmbH, Norderstedt / Germany